# DE L'APHASIE

DANS

# LA PARALYSIE GÉNÉRALE

PAR

D. LOGHIADES,
Docteur en médecine de la Faculté de Paris.

PARIS
Vve FRÉDÉRIC HENRY, LIBRAIRE-ÉDITEUR
13, RUE DE L'ÉCOLE-DE-MÉDECINE, 13

1879

# DE L'APHASIE

DANS

# LA PARALYSIE GÉNÉRALE

PAR

D. LOGHIADES,
Docteur en médecine de la Faculté de Paris,

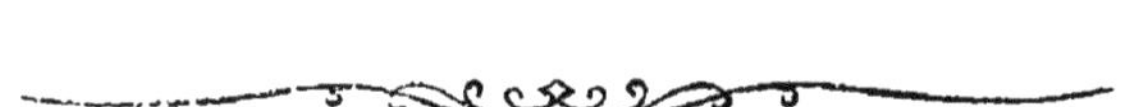

PARIS
Vve FRÉDÉRIC HENRY, LIBRAIRE-ÉDITEUR
13, RUE DE L'ÉCOLE-DE-MÉDECINE, 13

1879

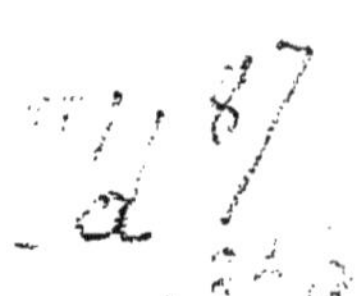

## DE L'APHASIE

# DANS LA PARALYSIE GÉNÉRALE

---

### INTRODUCTION.

La paralysie générale par sa fréquence, par la diffusion de ses lésions, et par la variété infinie de ses symptômes occupe non seulement une place à part dans la nosologie mentale, mais encore est une des plus importantes affections du système nerveux.

Quoique les recherches faites depuis sa découverte tant en France qu'à l'étranger, soient déjà très nombreuses, on a néanmoins plus d'un point obscur à éclaircir et à mettre en harmonie avec les théories nouvelles sur les localisations cérébrales, si bien mises en lumière par les travaux expérimentaux et cliniques de Fritsch, Hitzig, Turck et Meynert en Allemagne ; de Charcot, Vulpian, Carville, Magnan, Duret, et l'Ecole si féconde de la Salpêtrière en France ; de Ferrier, Hughlings-Jackson en Angleterre; de Seguin, Charles Mills en Amérique; d'Albertoni et Michielli en Italie.

En effet, l'encéphalite interstitielle diffuse généralisée peut présenter des lésions *maxima*, donnant lieu à des phénomènes accessoires, qui viennent troubler le cours de la paralysie générale, dit M. le Dr Magnan (1), masquent et obscurcissent les signes essentiels, et peuvent dans quelques cas rendre le diagnostic fort difficile. On ne saurait donc trop insister sur la détermination de tous les symptôms accessoires de la paralysie générale pour

(1) Magnan. Localisat. cérébr. dans la paral. gén. (Revue mensuelle de méd. et de chir. journ., 1878, p.{35.)

en faire une analyse exacte, les apprécier à leur juste valeur et les dégager des symptômes essentiels, qui seuls peuvent servir de base au diagnostic. Ces derniers, peu apparents quelquefois au début de la maladie, sont néanmoins constants, dépendent d'une lésion constante, l'encéphalite chronique interstitielle diffuse, sur laquelle viennent se greffer en quelque sorte toutes les autres lésions accessoires. Quelques-unes de ces lésions, les congestions, les hémorrhagies, les ramollissements circonscrits, sont purement accidentelles; d'autres, les scléroses circonscrites, traduisent plus complètement sur un point limité la lésion généralisée. D'autres enfin, plus rares, les dégénérescences colloïdes, ne sont que des modes de terminaison de la sclérose diffuse.

Nous avons eu, pendant le cours de nos études mentales à l'asile Sainte-Anne, la bonne fortune de voir parmi un grand nombre de paralytiques généraux, quelques-uns atteints d'aphasie. Nous avons pensé qu'il serait intéressant d'en faire une étude spéciale, d'autant plus que personne n'a, suivant nous, suffisamment insisté sur ce phénomène accessoire et très rare.

En effet, la connaissance de l'aphasie dans la paralysie générale est récente, car d'après les recherches que nous avons faites nous n'avons trouvé consignées dans la science que deux observations : l'une communiquée à la Société de biologie par M. le Dr Hanot (1), l'autre par M. le Dr Billod (2) à la Société médico-psychologique. Non seulement les anciens auteurs n'en

(1) Hanot. Aphasie chez une paralytique générale (compte-rendu et mémoire de la Société de biologie, 1872, t. IV de la 5e série, p. 107 du mém.).

(2) Contribution à l'étude de l'aphasie par le Dr Billod, 1876. (Ann. médico-physiol., 5e série, t. XVII, mai 1877.)

parlent pas, mais encore beaucoup de modernes n'en font pas mention. Nous avons été surpris de voir un aliéniste aussi distingué que le Dr J. Falret, nier l'existence de l'aphasie dans la paralysie générale. Voici, ce qu'il dit, en parlant des conditions, dans lesquelles se produit principalement l'aphasie.

« C'est un fait remarquable et digne d'être noté que l'aphasie vraie ne se produit jamais au contraire ni dans la paralysie générale ni dans aucune des formes des maladies mentales (1). »

Il est probable, que l'opinion aussi formelle de ce savant aliéniste, est due à deux causes : à l'absence complète d'observations semblables dans les auteurs qui l'ont précédé, et au hasard de la clinique, qui ne lui a pas permis d'observer des cas analogues, du reste fort rares.

Nous avons divisé notre travail en quatre parties.

Dans la première, nous donnons une description sommaire de l'encéphalite interstitielle diffuse au point de vue anatomo-pathologique et symptomatique.

On nous reprochera peut-être, d'avoir développé un peu plus longuement que le cadre de notre sujet ne le comportait, ces considérations générales sur la paralysie générale ; mais nous croyons cela utile, peut-être même indispensable, à cause de l'importance de la matière, et de ses rapports immédiats avec le sujet que nous allons traiter.

Dans la seconde partie, nous ferons une étude complète de l'étiologie et des lésions anatomiques de l'aphasie dans la paralysie générale progressive.

La troisième partie est consacrée aux particularités cliniques de l'aphasie chez les paralysés généraux, et à

(1) J. Falret. Article Aphasie. (Dechambre, Dict. encyclop. des sciences médicales.)

son diagnostic différentiel avec les autres troubles du langage articulé dans l'encéphalite interstitielle diffuse, et de l'aphasie simple. La marche et le pronostic sont ensuite examinés.

Enfin, dans un chapitre particulier, nous relatons six observations venant à l'appui de nos assertions. Deux sont dues, l'une à M. Hanot, l'autre à M. Billod. Les quatre dernières sont personnelles, et ont été prises à Sainte-Anne, sous la direction de notre maître M. Magnan.

Qu'il nous soit permis, avant d'entrer en matière, d'exprimer ici à ce savant aliéniste notre reconnaissance pour la bienveillance avec laquelle il nous a dirigé dans ces recherches, et les conseils qu'il a bien voulu nous donner.

# PREMIÈRE PARTIE

## ANATOMIE PATHOLOGIQUE DE LA PARALYSIE GÉNÉRALE.

Nous nous proposons d'étudier dans ce chapitre :

1° Les lésions de la paralysie générale visibles à l'œil nu.

2° Les lésions microscopiques.

*Lésions macroscopiques de la paralysie générale.* — Ces lésions sont de deux sortes ; les unes sont communes à la paralysie générale et à d'autres maladies de l'encéphale, les autres sont presque exclusives à l'encéphalite interstitielle diffuse.

En ouvrant la boîte cranienne, on constate le plus souvent un épaississement et une hyperhémie des os du crâne ; cependant on les trouve quelquefois plus minces qu'à l'état normal. Mais, d'une façon générale, le tissu osseux est raréfié et peu résistant, le diploé l'emporte et les tablettes du tissu compact sont réduites d'épaisseur. Si on examine les méninges, on trouve la dure-mère épaissie, vascularisée, les corpuscules de Pacchioni plus nombreux qu'à l'état normal. Il existe souvent au-dessous de la dure-mère, soit des kystes sous-arachnoïdiens, soit des pseudo-membranes présentant leur plus grande épaisseur vers la surface du cerveau. Quant à l'arachnoïde et à la dure-mère, elles sont également épaissies, vascularisées et d'un aspect laiteux : l'existence des granulations blanches et opaques a été constatée quelquefois dans l'épaisseur des méninges.

Les lésions que nous venons d'énumérer prédominent surtout sur les régions frontales et pariétales.

Quand on passe à l'examen des cavités du cerveau, on trouve une grande quantité de liquide céphalo-rachidien, si la maladie a duré longtemps ; l'épendyme est épais, résistant à la coupe et très souvent couvert de granulations hyalines et transparentes, qui lui donnent un aspect rugueux et chagriné. Elles sont plus fréquentes sur le plancher du 4e ventricule, sur la surface du corps strié et dans le ventricule latéral.

Mais parmi les lésions macroscopiques presque exclusives de la paralysie générale, on doit citer les adhérences des méninges à la substance corticale sous-jacente. Cette adhérence est telle qu'on ne peut pas les détacher, sans entraîner avec elles la couche la plus superficielle de la substance corticale ; on voit alors, au même niveau, des pertes de substance en forme d'ulcérations d'un fond grisâtre, grenu, qui paraît ramolli.

Si la maladie a été aiguë, la surface ulcérée est finement injectée avec tendance à la teinte lie de vin ; si au contraire, elle a été chronique, elle est moins vasculaire et paraît dans un état plus accusé de dégénérescence. Les adhérences ont certains sièges de prédilection, sont très fréquentes sur les parties antérieures et latérales du cerveau, et existent sur les trois faces des lobes frontaux, sur les circonvolutions ascendantes des deux côtés du sillon du Rolando, le long de la grande fente cérébrale, sur le pourtour antérieur de la scissure de Sylvius et à l'extrémité du lobule sphénoïdal. Jamais elles ne se continuent dans l'intérieur des sillons, ni en dedans de la scissure de Sylvius sur le lobule de l'insula.

L'absence des adhérences est excessivement rare ; dans certains cas, la grande quantité de sérosité en est la cause, car, alors, il se fait une sorte de travail d'hydrotomie, qui a détaché les surfaces précédemment unies. La substance des parties profondes des hémisphères est quelquefois compacte, d'une teinte un peu jaunâtre, mais plus souvent rouge, et est le siège d'une vascularisation considérable.

Telles sont les principales lésions macroscopiques, qu'on trouve chez les paralytiques généraux, mais comme dit très justement M. Magnan : « Toutes les lésions visibles à l'œil nu ne donnent pas la raison organique constante de la paralysie générale, elles peuvent en effet être modifiées par des conditions indépendantes de la maladie, chacune d'elles isolément peut manquer; dans quelques cas exceptionnels, elles peuvent faire défaut toutes en même temps. «

Les altérations microscopiques sont donc d'une extrême importance, depuis surtout que M. le Dr Magnan, par ses belles recherches, a démontré que la prolifération nucléaire du tissu interstitiel constitue la lésion spéciale de la paralysie générale, et a constaté en même temps l'existence de cette lésion non seulement dans la couche corticale, mais dans la totalité de l'encéphale et souvent aussi de la moelle.

En examinant les lésions microscopiques de la paralysie générale, nous allons donc avoir recours plus d'une fois aux nombreux travaux de ce savant, ainsi qu'à ceux

(1) Magnan. Anatomie pathol. de la P. G. In recherches sur les centres nerveux, p. 35.

de son collaborateur et ami Mierzejewsky, qui, dans son travail sur les lésions cérébrales de la paralysie générale, donne une bonne étude des lésions histologiques de l'encéphalite interstitielle diffuse; nous mettrons aussi à contribution les recherches de M. Lubinoff, et l'excellent article du traité de pathologie interne de M. le professeur Jaccoud sur l'encéphalite interstitielle diffuse (1).

*Lésions microscopiques.* — On peut, par le microscope, obtenir des notions sur la nature des lésions, mais, quant à leur distribution topographique, on n'est pas arrivé à une notion aussi complète, que pour les lésions de la moelle à cause des difficultés techniques.

Voici les principaux résultats des recherches sur le cerveau des paralysés généraux : nous les donnons en abrégé, en renvoyant le lecteur, pour des détails plus amples, aux travaux des auteurs ci-dessus mentionnés.

Ces lésions portent sur les vaisseaux, le tissu conjonctif, les cellules nerveuses et leur cylinder-axis.

*Altérations des vaisseaux.* — L'altération des vaisseaux est la plus constante, et précède les lésions plus profondes de la substance nerveuse. Cette lésion ne se montre pas d'une manière uniforme dans toute l'étendue du vaisseau ; elle est très prononcée sur certains points, et sur d'autres, au contraire, elle fait presque complètement défaut. Les degrés plus récents de la maladie se distinguent surtout par l'augmentation du nombre des noyaux sur les parois des capillaires, l'extravasation sous-adventitielle primitive ; dans les lésions plus avancées on trouve des anévrysmes miliaires, des épanche-

(1) Jaccoud. Appendice du traité de pathologie mentale, 1877, p. 6.

ments sanguins avec rupture des parois vasculaires, un épaississement des capillaires et des vaisseaux d'un plus petit calibre, avec l'aspect vitreux homogène de leur parois ; enfin la dégénérescence graisseuse des parois des vaisseaux. La multiplication du nombre de noyaux des parois des vaisseaux du plus grand calibre est citée par les auteurs, comme un fait acquis et constant, dans le cerveau des paralytiques.

Quelquefois, on trouve l'espace sous-adventitiel ou gaîne lymphatique de Robin, seulement distendu et rempli d'éléments globuleux, qui ne sont autre chose que les globules du sang, parmi lesquels, les globules blancs sont prédominants.

En général, quoique l'extravasation sous-adventitielle soit accompagnée très souvent de la prolifération des noyaux de la tunique interne et médiane, il y a cependant des cas, où l'extravasation sous-adventitielle chez les paralytiques, peut être compatible avec l'intégrité relative des parois vasculaires.

L'irritation dans les parois des vaisseaux se manifeste par l'augmentation des éléments cellulaires de l'adventice par son épaississement et son aspect fasciculé. Ces changements dans l'adventice sont accompagnés, quelquefois, par le dépôt de pigment en fragments arrondis ou elliptiques, et, presque toujours, par un travail inflammatoire chronique des autres parois du vaisseau; très souvent, le vaisseau avec les changements pathologiques ci-dessus mentionnés, se recourbe sur lui-même et continue son trajet, en serpentant dans la gaîne lymphatique épaissie.

Les anévrysmes miliaires chez les paralytiques sont pour la plupart fusiformes, et occupent toute la périphérie du vaisseau. On trouve très rarement chez les paralytiques de véritables hémorrhagies extra-pariétales avec rupture des parois vasculaires. Mierzejewsky, sur 17 cas de paralysie générale, n'a vu, que dans un seul, plusieurs véritables foyers hémorrhagiques dans la substance blanche et grise du cerveau. Ces foyers atteignaient un diamètre de 0.360 — 0,400.

L'épaississement des capillaires et des vaisseaux d'un plus petit calibre, avec l'aspect vitreux homogène de leurs parois, est fréquent chez les paralytiques.

Cet épaississement est inégal, c'est-à-dire que la paroi n'est épaissie que dans quelques parties de son trajet.

*Tissu interstitiel.* — On voit sur les circonvolutions cérébrales une augmentation très considérable de la quantité des noyaux du tissu interstitiel chez les paralytiques généraux. Ainsi, quand on compare un cerveau sain à celui d'un paralytique général, on remarque que la quantité des noyaux dans le cerveau d'un paralytique est quelquefois double.

Dans un autre stade sur la substance blanche des circonvolutions, on voit toute la substance cérébrale envahie par des îlots de substance amorphe, homogène, opaque, qui atteignent le volume de 0,040 — 0,060 en longueur et en largeur. De forme irrégulière, à surface inégale, ils ont des contours peu prononcés. Les uns sont formés par l'agglomération de noyaux, les autres en sont dépourvus. En général l'ensemble de ces corps a l'aspect des cellules aux formes bizarres, que Mierzejewski nomme des cellules araignées. Ces éléments ne sont pas le produit des cellules araignées préexistantes, mais ce sont des éléments très variés, et pour la plupart, au lieu d'être des unités histologiques distinctes, ce sont des éléments composés des noyaux conjonctifs soudés ou fusionnés dans la fibrine coagulée.

*Lésions des cellules nerveuses.* — Les éléments nerveux participent-ils au processus pathologique de la paralysie générale ou non ? Oui, à en croire les principaux micrographes qui ont fait des recherches sur ce point.

Tigges a vu dans le cerveau des paralytiques un processus de prolifération des cellules ganglionnaires très actif, et surtout une prolifération des noyaux dans les cellules. Meynert confirme par ses recherches les observations de Tigges; la prolifération des noyaux a été aussi marquée par Kauffmann de Maremberg dans les cellules nerveuses des paralytiques.

Merchede a décrit les différentes phases de détritus moléculaire du protoplasma des cellules nerveuses chez les paralytiques. Le processus commence par imbibition congestive et gonflement parenchymateux des cellules, et finit par leur dégénérescence pigmento-graisseuse, principalement dans les cellules de la couche médiane de la substance grise.

Westphal a donné une description spéciale plus compliquée des altérations des cellules.

D'après Mierzejewski, un des principaux changements dans les cellules ganglionnaires, se trouve dans les cellules avoisinant les vaisseaux, qui présentent une extravasation sous-adventitielle. Auprès de ces vaisseaux, la quantité des éléments du tissu interstitielle paraît toujours augmentée. Ces éléments entourent les cellules ganglionnaires avoisinantes, s'accolent quelquefois à leur surface. Le protoplasma de la cellule un peu plus tard paraît trouble, moins transparent et la cellule se teint par le carmin plus fort que les cellules voisines. Plus tard, toute la cellule paraît remplie d'un pigment brun jaunâtre et la cellule ne se colore plus au carmin; d'autres fois d'une matière pâle, granuleuse, soluble dans l'éther comme la graisse, les cellules. Les prolongements de ces cellules subissent des altérations analogues, le noyau disparait très rapidement; d'autres fois, on trouve dans la substance blanche, des corps de forme ovale, ayant jusqu'à 0,07 de longueur, et 0,01 de largeur, sans structure cellulaire, formé d'une masse uniforme. A côté de ces corps ovales, se trouvent des rubans allongés de même substance. Ce sont, d'après Mierzejewski, les cylindraxes hypertrophiés et rompus en fragments d'inégale longueur.

Les lésions sont les mêmes dans la moelle au point de vue histologique, c'est-à-dire, que le tissu conjonctif périvasculaire et les vaisseaux de la moelle sont altérés.

Mais, sur les coupes de la moelle, nous ponvons mieux juger de la topographie des lésions. On trouve que ces ésions siègent sur la pie-mère à la surface, et ont leur maximum aux niveau des cordons postérieurs. La lésion n'est pas localisée aux cordons postérieurs; elle peut s'étendre aux cordons latéraux, et même former un anneau autour de la moelle. La lésion peut être parfois descendante, parfois ascendante. Nous ne faisons que signaler les lésions des nerfs qui se rapportent aussi à l'inflammation chronique et diffuse du tissu interstitiel.

Telles sont, d'une manière générale, les lésions de la paralysie générale; elles sont remarquables par leur diffusion, ce qui est leur caractéristique. Mais outre les lésions diffuses, il est quelquefois des localisations du même processus, qui prennent le pas sur les lésions diffuses, ce qu'on désigne sous le nom des *lésions maxima.*

Nous ne voulons pas faire ici l'étude complète de toutes les lésions maxima. Notre rôle est d'étudier seulement celles, qui donnent lieu à l'aphasie dans la paralysie générale, et que nous décrirons dans une autre partie de ce travail.

Nous venons de finir la description des lésions de cette grave maladie ; mais avant de commencer l'étude de l'aphasie, nous devons énumérer rapidement les principaux symptômes de la paralysie générale.

### SYMPTOMATOLOGIE.

Les symptômes de la paralysie générale sont de deux ordres : psychiques, et somatiques. Ce sont en général les premiers, qui ouvrent la marche, et, qui sont véritablement caractéristiques. Ils se présentent à nous sous deux aspects principaux. Dans la première forme, on trouve dès le début l'affaiblissement progressif des facultés, sans manifestations délirantes bien accentuées. Dans la seconde, on observe des idées délirantes souvent très marquées, et qui s'accompagnent, tantôt d'un état d'expansion ou de dépression morale, tantôt au contraire, d'un état d'agitation maniaque plus ou moins aigue. De toutes les formes du délire, celui des grandeurs est le plus fréquent ; variable selon les degrés de la maladie, il est généralisé, diffus, ridicule, en un mot, il porte les traces de l'affaiblissement intellectuel. Cependant le délire lypémaniaque n'est pas aussi rare que le voulaient les anciens auteurs ; on l'observe surtout dans la période d'état, d'après Foville (fils); il va sans dire que, comme le délire des grandeurs, il a aussi le cachet de niaiserie irréfléchie propre aux aliénés paralytiques. L'excitation maniaque, se produisant quelquefois soit au début soit au cours de cette affection, peut masquer en quelque sorte ces symptômes et rendre le diagnostic difficile.

Tels sont en quelques mots les principaux troubles intellectuels de la paralysie générale. Quant aux phénomènes somatiques, ce sont les troubles de la motilité les plus importants, qui consistent d'abord en un défaut de coordination, une absence de proportion entre la contraction musculaire et le but à atteindre ; plus tard vient le défaut de force proprement dit. C'est dans les opérations musculaires, telles que la phonation, l'articulation des mots et dans le jeu des doigts, qu'on observe au commencement les troubles ataxiques qui vont en s'aggravant à mesure que la maladie avance, alors l'indécision des membres supérieurs existe non seulement dans les mouvements qui comportent une certaine minutie et précision, mais encore dans les mouvements d'ensemble ; il en est de même pour les membres inférieurs. En même temps que le tremblement, on constate l'affaiblissement progressif. Enfin à une époque plus avancée, les troubles ataxiques et paralytiques gagnent les muscles intermédiaires entre la vie de relation et la vie de nutrition. Mais en dehors de ces troubles de la motilité dont nous venons de parler, il y a d'autres troubles musculaires, qui s'ajoutent à la paralysie, qui se traduisent par l'exaltation des mouvements ordinaires de la vie de relation, ou bien par de véritables convulsions, qui sont, tantôt générales et identiques aux grands accès d'épilepsie, tantôt partielles et localisées soit dans des régions assez étendues, soit dans un seul groupe de muscles et même dans un seul muscle, ou bien par des contractures plus ou moins durables. Signalons en passant, les principaux symptômes accessoires de la paralysie générale, qui sont l'altération de la pupille et du fond de l'œil, les troubles de la sensibilité et de la nutrition, et enfin la congestion cérébrale sur laquelle nous reviendrons tout à l'heure à propos du rôle qu'elle joue sur la production de l'aphasie.

Dans ce court aperçu de la symptomatologie de la paralysie générale que nous venons d'esquisser, nous avons omis à dessin l'embarras de la parole, principal symptôme de cette maladie, car à cause de son importance, nous nous réservons d'en parler longuement dans un autre chapitre de notre travail.

## DEUXIÈME PARTIE.

### ÉTIOLOGIE DE L'APHASIE.

La congestion cérébrale si fréquente dans toutes les phases de la paralysie générale, selon qu'elle atteint avec plus ou moins d'intensité telle ou telle partie du cerveau, donne lieu à un grand nombre de phénomènes, qui viennent compliquer cette affection. Parmi ceux-ci, l'aphasie temporaire en est un ; car, c'est sans doute aux poussées congestives atteignant particulièrement les circonvolutions frontales gauches, que l'on doit attribuer les aphasies passagères, qu'on rencontre quelquefois dans le cours de la paralysie générale. Dans l'état actuel de la science, malgré les belles recherches d'Aubanel (1), nous ne savons pas encore au juste, si ces congestions primitives ou secondaires sont précédées par une courte période d'ischémie cérébrale, provoquée par la contraction des artérioles et des capillaires, et pour quelle raison les congestions sont souvent localisées dans telle région plutôt que dans une autre. Cependant, le Dr Félix Voisin, dans son nouveau traité sur la paralysie générale progressive, croit pouvoir donner sur cette dernière question une explication subtile, qu'il emprunte du reste au mémoire de Duret sur le ramollissement cérébral, et que nous reproduisons, en attendant que d'autres

(1) Aubanel. Des formes diverses de la congestion cérébrale dans la paralysie générale. Ann. médico-psych., t. VII, 1846, p. 189.

études faites sur ce sujet, éclaircissent le point délicat de la pathogénie des congestions localisées.

« Les poussées congestives, en effet, ne sont nécessairement pas généralisées dans un organe, car chaque département tout en étant solidaire de ses voisins, a, pour ainsi dire, sa vie propre, sa nutrition indépendante dans une certaine mesure (2). Cette hypothèse ne peut pas être démontrée absolument, mais elle nous semble fondée sur les considérations suivantes :

« Elle est démontrée par d'autres organes : pour le poumon, par exemple, chaque lobe pulmonaire a, pour ainsi dire, sa vie propre ; un lobe peut être atteint de congestion, d'inflammation, de tubercules, alors que les autres parties du poumon resteront relativement saines : il doit en être de même pour le cerveau, car tous les organes sont construits d'après un plan. »

Mais, si l'aphasie temporaire est due à une congestion interne se produisant le plus souvent sous forme comateuse, il n'en est plus de même de l'aphasie permanente, qui est si rare dans la paralysie générale, comme nous l'avons déjà dit au début.

Cette aphasie se produit sous l'influence des lésions permanentes, dont nous allons donner une description d'après les autopsies d'aphasiques paralytiques généraux que nous avons eu l'occasion de voir.

*Lésions donnant lieu à l'aphasie chez les aliénés paralytiques.* — Au point de vue histologique, les lésions anatomo-pathologiques appartiennent au même processus morbide que les lésions ordinaires caractéristiques de l'encéphalite interstitielle diffuse, que nous avons dé-

(1) Voisin. Traité de la paralysie générale, p. 120.

(2) Voy. Mémoire de Duret (Arch. de phys., 1874, p. 60).

crits dans nos considérations générales sur la paralysie générale progressive. Cependant, ces lésions au lieu d'être disséminées dans la masse cérébrale, sont non seulement prédominantes dans l'hémisphère gauche, mais groupées tout particulièrement au niveau de la troisième circonvolution frontale gauche. En effet, tandis que dans l'hémisphère droit, nous constatons à peine quelques adhérences superficielles peu étendues sur la moitié antérieure, et une très légère atrophie de la couche corticale au niveau des lobes frontal et sphénoïdal, nous trouvons, au contraire, dans l'hémisphère gauche :

1° Un épaississement très considérable des méninges au niveau de la scissure de Sylvius;

2° Une adhérence intime des méninges au même endroit; elles paraissent complètement soudées avec la couche corticale;

3° Une vaste ulcération de tous les plis limitant a scissure sylvienne produite par l'ablation des méninges, à cause de l'adhérence de la pie-mère avec la substance corticale.

4° Une atrophie très notable de la couche corticale sur les lobes frontal èt sphénoïdal, de sorte que par la pesée comparative des deux hémisphères, nous trouvous une différence de poids, 50 grammes en moins, pour l'hémisphère gauche de notre première observation et 34 grammes pour celui de la deuxième observation. Dans le cas de M. Hanot, l'atrophie était également très prononcée sur les circonvolutions frontales gauches.

Cette atrophie en masse et souvent asymétrique des lobes frontaux s'explique, jusqu'à un certain point, par l'état scléreux de leur substance blanche. Mais lorsqu'on observe une atrophie notable de la substance blanche, lorsque l'altération scléreuse est très légère, on ne peut pas se rendre compte exactement de cette atrophie et M. Hanot se demande si, dans ces cas, les lésions de la substance grise des circonvolutions et la désintégration concomitante des cellules nerveuses ne troublent pas la nutrition des fibres nerveuses correspondantes, en supposant que ces cellules nerveuses jouissent d'une influence trophique analogue à celle que les travaux de MM. Charcot, Vulpian, Brown-Séquard, etc., etc., ont attribuée aux cellules nerveuses de la moelle.

Telles sont les principales lésions maxima constatées dans les cas où l'aphasie persistante venait compliquer la paralysie générale. Examinons maintenant les faits cliniques qu'ont provoqués ces différentes lésions anatomiques.

## TROISIEME PARTIE.

### DESCRIPTION CLINIQUE DE L'APHASIE CHEZ LES PARALYTIQUES GÉNÉRAUX.

De l'ensemble de nos observations, il résulte que l'aphasie dans l'encéphalite interstitielle diffuse se présente comme dans l'aphasie ordinaire sous deux formes principales :

1. D'amnésie verbale ;

2. Logoplégie (1) (défaut de transmission).

Cependant la première de ces deux formes est bien plus fréquente à en juger par le nombre de cas que nous consignons dans ce travail; car, sur 5 cas d'aphasie, c'est à peine, si on peut rapporter au groupe d'aphasiques logoplégiques la malade relatée dans l'observation de M. Hanot, qui lorsqu'on lui montrait une clef s'approchait de la porte et touchait du doigt la serrure, et quand on lui parlait du cheval, cherchait à imiter par dessons gutturaux plus ou moins bien articulés le hennissement de l'animal.

Ce fait prouve que la malade étant dans l'impossibilité de prononcer un mot, pouvait néanmoins exprimer sa pensée par un symbole quelconque. Tous nos cas, au contraire, appartiennent à l'amnésie verbale : l'idéation verbale fait complètement défaut, la pensée dans leur esprit ne représente rien ; ils sont non seulement incapables de prononcer le nom d'un objet qu'on leur présente, mais encore de pouvoir le désigner par quelque

(1) Jaccoud, Leçons de clinique médicale faites à Lariboisière (année 1873, page 57).

signe conventionnel; ils ont un vocabulaire extrêmement restreint. Une de nos malades, P... (obs. III), ne prononçait que des monosyllabes « non, non » et de temps à autre le mot « cochon ». La femme H... (obs. IV), deux ou trois mots « allons, maman, oui, oui », mais elle ne possède pas plus que les autres aphasiques paralytiques l'aptitude à répéter les mots qui sont prononcés devant elle.

A côté de ces malades qui n'ont à leur disposition qu'un ou deux mots toujours les mêmes qui sont les seuls qu'ils puissent articuler, et avec lesquels ils cherchent à exprimer toutes leurs idées, nous devons citer le cas de L... (obs. II), qui diffère des autres en ce sens qu'il s'agit d'aphasie incohérente, car la malade prononçait certains mots et quelques fragments de phrase sans aucun sens, tels que « je ferai du chrétien; et ce n'est que çà, je n'ai rien, et pour çà. »

Le langage mimique des aphasiques paralytiques est très imparfait et contraste beaucoup avec la mimique ordinaire des aphasiques simples, qui tâchent de suppléer par des signes et gestes de toute sorte à l'insuffisance du langage articulé ou du langage écrit. A propos d'écriture, nous devons dire qu'une seule malade, la nommée H..., pouvait copier à peu près ayant un modèle devant ses yeux, mais elle était incapable d'écrire spontanément.

Dans chacun de nos cas, l'hémiplégie droite accompagnait l'aphasie ; chez la malade P..., avec l'hémiplégie droite, il existe une contracture très forte des doigts, de l'avant-bras et de la jambe du même côté, ainsi qu'une atrophie notable dans le membre paralysé.

Quant à la température, elle était d'un degré et demi environ moindre que du côté gauche.

## DIAGNOSTIC.

Après avoir passé en revue les particularités cliniques que présentait l'aphasie des paralysés généraux, nous allons maintenant étudier le diagnostic différentiel de cette aphasie par rapport aux autres troubles de la parole dans la paralysie générale et l'aphasie simple.

Les troubles du langage désignés sous le nom d'hésitation ou d'embarras de la parole, à cause de leur constance et de leur extrême variété, sont d'une haute importance pour le diagnostic de cette affection, dont on peut dire sans exagération qu'ils constituent le véritable signe pathognomonique.

L'hésitation de la parole est au début à peine apparente et intermittente ; il faut une oreille bien exercée pour la saisir et la reconnaître. Elle consiste alors en une sorte d'arrêt devant certaines consonnes, en efforts au moment où le malade veut prononcer quelques mots, et en une articulation un peu traînante. Ces troubles de la parole sont, en général, plus faciles à saisir dès que le malade s'anime et entame une longue conversation.

Mais à mesure que la maladie progresse, la lenteur et l'hésitation augmentent, en même temps les lèvres sont, pendant que le malade parle, animées de tremblement fibrillaire. Enfin, à une période très avancée, l'imperfection de la prononciation est très considérable, les mots sont émis par saccades et le malade parle comme psalmodiant.

Nous ne voulons pas entrer ici dans les détails des théories émises par les différents auteurs, pour expliquer l'embarras de la parole de la paralysie générale. Qu'il nous soit permis cependant d'en citer en quelques mots les plus importantes.

Raquin voyait dans la modification du langage une lenteur de la prononciation due à l'affaiblissement de l'activité musculaire.

D'après Baillarger cette hésitation résulte de la première période d'un état spasmodique auquel participe plus ou moins le système musculaire, et plus tard à une paralysie.

Enfin Voisin dissocie l'embarras de la parole en troubles psychiques dépendant du cerveau, ânonement et bégaiement, et en troubles physiques dépendant du bulbe, bredouillement et bégaiement.

Les auteurs ne sont aussi point d'accord sur les lésions produisant l'embarras de la parole ; on a tour a tour localisé cette lésion dans le noyau de l'hypoglosse, dans l'appareil olivaire, dans le cervelet, etc., Foville (fils) se prévalant de la nouvelle découverte des centres moteurs, à la surface fronto-pariétale, (Freitz Hitzig, Ferrier) pense que l'embarras de la parole ainsi que les autres symptômes de la paralysie générale ont leur point de départ dans cette région du cerveau appelée aujourd'hui région psycho-motrice.

Mais s'il en était ainsi, on pourrait se demander pourquoi quelquefois chez les malades présentant pendant la vie une grande hésitation de la parole, on n'a trouvé à l'autopsie que de très légères lésions de la couche corticale.

Quant à nous, nous partageons l'opinion du Dr Magnan, qui pense que la lésion produisant l'embarras de la parole, est généralement diffuse, et que toutes les parties que nous venons d'énumérer, peuvent être lésées, c'est pour cela même qu'il y a des caractères spéciaux que l'on retrouve toujours, car l'embarras de la parole de la paralysie générale diffère du bégaiement physiologique, du bredouillemeni congénital ou alcoolique, du tremblement de la sclérose en plaques, bien que parfois le paralytique général puisse bégayer comme l'bomme atteint de sclérose en plaques.

De l'étude que nous venons de faire de l'embarras de la parole, il résulte que ce symptôme capital de l'encéphalite interstitielle diffuse existe dès le début, mais il s'aggrave à mesure que la maladie progresse, et vers la fin, la parole peut devenir méconnaissable.

Il n'est pas difficile pour un observateur exercé, de distinguer l'énorme embarras de la parole de l'aphasie, chez les paralytiques généraux :

1° Les aphasiques paralytiques, que nous avons vus, ont une perte presque complète de la parole et non des troubles; au contraire, même les quelques syllabes ou mots qui constituent leur vocabulaire restreint, sont prononcés le plus souvent assez nettement.

2. La marche de l'invasion de l'aphasie est différente de celle de l'embarras de la parole ; l'aphasie arrive tantôt brusquement; d'autres fois, au contraire, d'une manière progressive absolument comme les autres symptômes.

L'aphasie, chez les paralytiques généraux, survenant après les attaques apoplectiques ou congestives au début de la maladie, lorsque les autres principaux symptômes de la paralysie générale ne sont pas encore évidents, pourrait être confondue avec l'aphasie due à une hémorrhagie du cerveau. Mais, grâce à la loi qui préside aux modifications de l'échelle thermique dans l'état apoplectique dépendant soit de l'hémorrhagie cérébrale, soit du ramollissement, et en l'absence des complications viscérales inflammatoires, nous pouvons reconnaître son origine, car d'après les observations de M. Hanot (1), de M. Magnan et les nôtres, l'évolution de la température centrale a une marche différente, attendu qu'au lieu de s'abaisser pendant les premières heures qui suivent l'attaque commune dans les cas de ramollissement ou d'hémorrhagie du cerveau, elle s'élève, au contraire, presque immédiatement après l'attaque congestive apoplectiforme de la paralysie générale.

## MARCHE ET PRONOSTIC

La marche de l'aphasie dans la paralysie générale, d'après les cas que nous avons observés, peut être brusque ou progressive.

Quand elle est produite par une poussée congestive, elle se fait brusquement comme dans l'aphasie ordinaire suite d'un ramollissement. Si au contraire elle est due au développement plus accusé de la lésion ordinaire de la paralysie générale, elle se développe lentement et progressivement comme les symptômes habituels de la paralysie générale ; ainsi on voit en même temps un paralytique s'affaiblir progressivement du côté droit et les troubles du langage s'accuser pour aboutir à l'aphasie ; le vocabulaire du malade devient de plus en plus restreint, et finalement peut être limité à quelques mots.

Telle est la marche de l'aphasie dans la paralysie générale. Deux mots maintenant sur le pronostic.

Lorsque l'aphasie dépend d'une simple congestion surajoutée à la lésion principale, elle peut comme celle-ci être

(1) Hanot. Note sur l'évolution thermique et la rotation conjuguée de la tête et des yeux dans les attaques apoplectiques de la paralysie générale. (Comptes rendus et mémoires de la Société de biologie, 1874.)

passagére et disparaître aprèsun temps assez rapide. Mais, lorsqu'au contraire elle est sous la dépendance d'un développement exagéré de l'encéphatite interstitielle diffuse, elle persiste et se comporte comme cette dernière lésion. Au point de vue de la paralysie générale, l'aphasie est un syndrome aggravant, puisque en définitive, il est l'expression de l'exagération de la lésion dans certaines régions.

# QUATRIÈME PARTIE

## OBSERVATIONS

Observation I (personnelle). — Paralysie générale avec hémiplégie droite et aphasie ; — lésion maxima au niveau de la scissure de Sylvius.

Le nommé M..., âgé de 37 ans, gagiste au Mont-de-Piété, est entré à l'asile Sainte-Anne (service du Dr Magnan) le 2 août 1879.

Depuis plus d'un an sa femme avait remarqué un affaiblissement des facultés ; il était survenu à plusieurs reprises des attaques apoplectiformes, qui ont été dès le début suivies de paralysie du côté droit et de difficulté considérable de la parole et du langage ; il ne pouvait répondre aux questions qu'on lui adressait et faisait des signes pour expliquer ce qu'il voulait dire ; il était calme habituellement, mais dans les derniers mois s'était mis à boire du vin et avait des frayeurs ; à son arrivée les facultés paraissent affaiblies ; il semble comprendre la plupart des questions, mais ne répond que par des signes et parfois ajoute le mot merci.

Les pupilles sont inégales, le côté droit du corps est paralysé.

Après une attaque apoplectiforme, il a de la fièvre, reste dans un état demi-comateux, sa respiration s'embarrasse et il s'affaiblit promptement et meurt le 7 août.

*Autopsie.* Les méninges sont épaissies, laiteuses par place et plus particulièrement au niveau de la scissure sylvienne gauche.

L'hémisphère droit pèse 570 grammes ; le gauche 525.

Sur l'hémisphère gauche, au pourtour de la scissure

sylvienne, les méninges sont entièrement soudées à la couche corticale.

Dans toute cette région la couche corticale reste adhérente à la pie-mère, quelles que soient les précautions prises pour la détacher. La surface des circonvolutions après l'ablation des méninges est profondément ulcérée dans la moitié postérieure de la troisième frontale, dans les deux tiers inférieurs de la frontale ascendante et de la pariétale ascendante, dans la moitié inférieure du lobule pariétal inférieur et sur toute l'étendue de la première temporale, en un mot tous les plis limitant la scissure sylvienne.

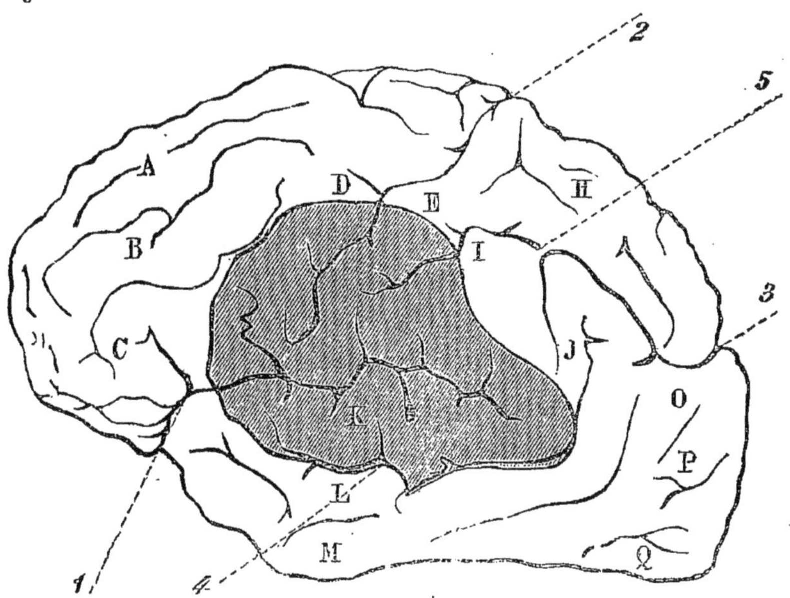


Fig. . — Hémisphère gauche face externe de M. Paralysie générale ave hémiplégie droite et aphasie.

I. Scissure de Sylvius. — 2. Sillon de Rolando. — Scissure perpendiculaire externe. — 4. Scissure parallèle. — Scissure intra-pariétale. — A. première frontale. — B. Deuxième frontale. — C. Troisième frontale— D. Frontale ascendante. — E. Pariétale ascendante. — H. Pariétale supérieure. — I. Frontale inférieure. — J. Pli courbe. — K. Première temporale. — L. Deuxième temporale. — M. Troisième temporale. — O. Première occipitale. — P. Deuxième occipitale. — Q. Troisième occipitale.— Le foyer est indiqué par des hachures noires.

Des adhérences moins étendues et plus faibles existent sur les première et deuxième frontale qui montrent par places des petites ulcérations superficielles. Les méninges sont moins épaisses au niveau de l'insula.

Le lobule pariétal supérieur, le pli courbe, la deuxième et la troisième temporale ne présentent que de rares adhérences irrégulièrement distribuées. Il en est de même de la surface interne de l'hémisphère. Sur le lobe occipital les méninges s'enlèvent très facilement.

Les coupes pratiquées perpendiculairement dans toute l'étendue de l'hémisphère ne laissent découvrir dans les centres aucune lésion en foyer.

La couche corticale est mince sur tout l'hémisphère et principalement sur les lobes frontaux.

L'hémisphère droit dans la moitié antérieure présente quelques adhérences superficielles, peu étendues, comme on en trouve au début de la paralysie générale, et contraste ainsi avec l'hémiphère gauche dont les lésions répondent à la 3e période de la maladie.

Les coupes successives ne montrent aucune lésion accessoire dans les centres ; la couche corticale est atrophiée sur les lobes occipital et sphénoïdal, mais à un degré moindre que l'hémiphère gauche.

L'épendyme épaissie au niveau du quatrième ventricule montre quelques saillies papilliformes dans les angles externes ; le bec du calamus est au contraire libre ; l'épendyme des ventricules latéraux est légèrement épaissi et quelques granulations se dessinent le long de la lame cornée.

Le cœur est mou, flasque, chargé de graisse ; ses parois arrondies offrent de petites plaques d'un brun jaunâtre. La surface interne de l'aorte offre dès son origine (valv. sigmoïdes) des marbrures d'un rose foncé qui ne disparaissent pas au lavage, la séreuse est légèrement saillante à ce niveau et l'injection pénètre profondément jusqu'à la tunique moyenne. Cette endartérite va en diminuant à partir de la crosse.

Les reins sont jaunâtres dans toute la couche corticale et les colonnes de Bertin. Les pyramides de Malpighi sont restées rouges.

Le foie d'un volume normal est gras par place. Les poumons sont engoués à la base des deux côtés.

La rate un peu plus grosse offre une couleur et une consistance normales.

Obs. II (personnelle). — Paralysie générale avec aphasie incohérente.

La femme L..., âgée de 37 ans, cuisinière, entre à Sainte-Anne (service du Dr Magnan) le 16 novembre 1878.

Cette malade avait depuis longtemps contracté des habitudes alcooliques et à plusieurs reprises avait été trouvée couchée sur le carreau de sa cuisine dans un état complet d'ivresse. Depuis plusieurs mois ses facultés s'affaiblissaient, et elle ne pouvait plus s'occuper de son service.

A son arrivée à l'asile, l'intelligence paraît très affaiblie, elle écoute quand on lui parle, paraît comprendre, mais ne répond que par des mots incohérents. Ce n'est rien, de rien, que rien, je n'ai que ça, » répète fréquemment ce dernier membre de phrase, « je n'ai que ça ». Elle prononce avec des intonations diverses, comme dans une conversatiodn, des séries de mots n'ayant aucun sens « Je ferai du chrétien, du son, des saints, c'est une femme, c'est rien, c'est pour ça, deux sons, plus rien ».

Parfois elle s'impatiente en parlant, parfois elle sourit et fait des signes indiquant qu'elle ne peut plus s'expliquer ; cependant elle est plutôt apathique qu'active et loin de présenter la mimique expressive des aphasiques simples, la parole est hésitante, la pupille gauche plus large, la commissure droite est légèrement abaissée, toutefois le bras et la jambe du côté droit ne paraissent pas plus faibles qu'à gauche.

Pendant dix mois cet état physique n'est pas sensiblement modifié, à plusieurs reprises la malade s'excite, pousse des cris, paraît hallucinée, et devient violente contre son entourage. Toutefois ces phases aiguës sont de très courte durée, et elle reprend bientôt son calme habituel.

Le 2 septembre 1879 elle est frappée d'une attaque apoplectiforme, elle reste dans le coma ; ses membres dans la résolution retombent comme une masse.

Le 3. La temp. est de 40° cent. Le 4, état comateux, mais il se produit dans la jambe droite des secousses irrégulières qui augmentent par moments et qui s'arrêtent à de rares intervalles: le bras, la face, restent constamment au repos, la sensibilité est conservée ; les mouvements réflexes sont exagérés dans la jambe droite, le chatouillement de la plante du pied droit augmente les secousses. La temp. s'élève à 40,5, le matin 5 septembre.

Les préparations iodurées et aloétiques avaient formé la base du traitement.

*Autopsie.* L'arachnoïde et la pie-mère fortement injectées ne sont épaissies qu'à la partie moyenne de l'hémisphère gauche où elles présentent plusieurs plaques opalescentes.

L'hémisphère droit pèse 450 grammes, le gauche 415, le bulbe, la protubérance et le cervelet 155.

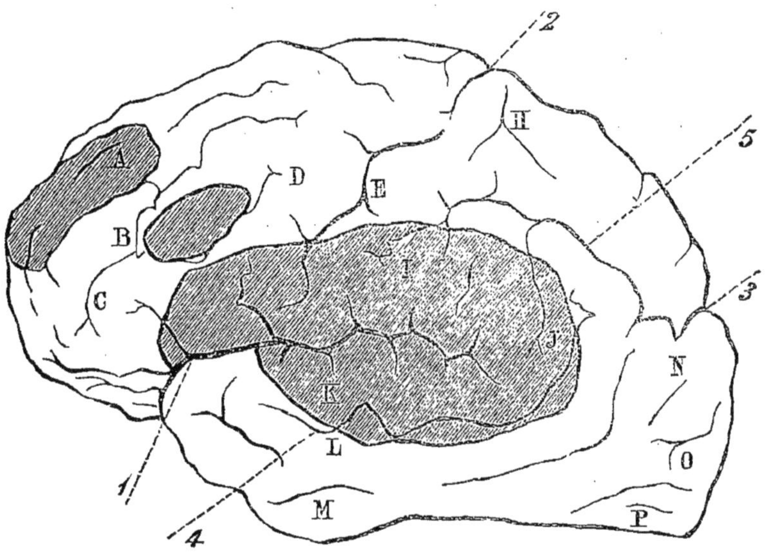


Fig. II. — Hémisphère gauche face externe de L. Paralysie générale. Aphasie incohérente.

1. Scissure de Sylvius. — 2. Sillon de Rolando. — 3. Scissure perpendiculaire externe. — 4. Scissure parallèle. — 5. Scissure intra-parallèle. — A. Première frontale. — B. Deuxième frontale. — C. Troisième frontale. — D. Frontale ascendante. — E. Pariétale ascendante. — H. Pariétale supérieure. — I. Pariétale inférieure. — J. Pli courbe. — K. Première temporale. — L. Deuxième temporale. — M. Troisième temporale. — N. Première occipitale. — O. Deuxième occipitale. — P. Troisième occipitale. — Les foyers sont indiqués par des hachures noires.

Les méninges adhèrent fortement à la substance corticale dans presque toute l'étendue des circonvolutions marginales de la scissure sylvienne ; après l'ablation des méninges la surface reste profondément ulcérée à l'extrémité postérieure de la troisième frontale, au pied de la frontale ascendante, et au tiers inférieur de la pariétale ascendante, sur le lobule pariétal inférieur, sur la partie antérieure du pli courbe, dans les deux tiers postérieurs de la première temporale et sur la partie moyenne de la deuxième temporale.

Des ulcérations profondes se présentent aussi sur le tiers antérieur de la première frontale et à la partie moyenne de la seconde.

Sur le reste de l'hémisphère des adhérences très limitées et superficielles se montrent par places ; à la face interne les adhérences sont presque nulles ; sur le lobe occipital les méninges s'enlèvent facilement.

Sur l'hémisphère droit les adhérences moins accusées sans localisations spéciales ; le lobe occipital est entièrement libre, les coupes successives pratiquées sur les deux hémisphères n'offrent aucune lésion en foyer, ni hémorrhagie, ni ramollissement.

L'épendyme épaissie à la surface de tous les ventricules est parsemée de nombreuses granulations très confluentes sur le quatrième ventricule au niveau du bec du calamus.

Le cœur, mou, est surchargé de graisse ; ses parois sont minces, l'aorte est parsemée de plaques athéromateuses qui font des saillies irrégulières mais toutefois sans localisation, les valvules sigmoïdes sont injectées, de même que l'origine de l'aorte.

Le foie, légèrement graisseux, jaunâtre, présente par place des plaques plus marquées de dégénérescence graisseuse.

Les sommets des deux poumons présentent de petits foyers tuberculeux, la base du poumon droit est tres injectée et légèrement hépatisée.

Obs. III (personnelle). — Paralysie générale avec hémiplégie droite et aphasie.

La nommée P..., âgée de 35 ans, mariée, couturière, entre le 20 avril 1878 à Sainte-Anne, au service du docteur Magnan.

La malade, d'après les renseignements donnés par son beau-frère, a éprouvé de très grands chagrins à cause de son mari qui se livre à l'alcoolisme et qui dans son ivresse la menaçait et la maltraitait souvent. Il y a environ trois mois elle a commencé à cacher la nuit les ciseaux et les couteaux, craignant, disait-elle, d'être frappée par lui.

Ses parents ne peuvent pas nous donner des renseignements exacts sur le début de sa maladie, mais il paraît remonter à un an environ, malgré les dénégations de son mari, qui prétend que sa femme n'est malade que depuis vingt jours seulement.

La mère paraît être morte d'une attaque d'apoplexie, quand à son père il jouit d'une bonne santé et n'a jamais présenté aucun signe de trouble intellectuel.

Le jour de son entrée, la malade présente une attitude mélancolique, et nous constatons de l'affaiblissement des facultés, de l'incohérence dans les idées, de l'inconscience des actes et des idées hypochondriaques. La pupille droite est plus large et la parole un peu hésitante.

M. Magnan porte le diagnostic : début de la paralysie générale.

Les jours suivants l'attitude mélancolique s'accentue, et la malade qui au commencent nous répondait par des phrases incohérentes telles que : « Je voudrais voir, je voudrais m'en aller », tombe à partir du 24 mai dans un mutisme presque complet et ne répond plus à nos questions que par les mots : « Non, non, oui, oui, Emile, cochon ». La physionomie exprime l'hébétude ; cependant son regard s'anime par moment, il devient plus expressif. Deux jours après nous trouvons la malade préoccupée et dans une demi-stupeur. Ses réponses sont lentes et monosyllabiques, ses pupilles égales. Elle refuse de manger.

Le 27 juin, au moment de la visite, elle se présente avec un visage souriant et épanoui et avec délire de satisfaction : « Ah ! voilà des voitures, nous y allons », qui cesse quelques minutes après pour faire de nouveau place au mutisme et à l'attitude mélancolique. Cependant, malgré cet état, la malade a conservé une certaine activité (elle cherchait à sortir, à se déshabiller) jusqu'au 18 juin, à partir de cette date nous trouvons la malade immobile, restant retirée dans un coin de la chambre et ne répondant pas. La pupille droite est plus large.

Cet état reste stationnaire pendant le mois d'août et septembre.

Le 26 septembre. Nous avons remarqué pour la première fois des mouvements dans la main gauche comme si elle voulait frotter son tablier. Sa démarche est incertaine et quand elle saisit un objet, ses doigts se contractent irrégulièrement. Les mouvements réflexes sont très accusés dans les deux jambes.

Le 23 octobre. En marchant elle penche légèrement à droite, en outre les doigts de la main gauche sont animés des mouvements comme dans l'action de gratter. La pupille droite est un peu plus large.

Le 6 décembre. Elle penche toujours du côté droit, mais en marchant on ne marque pas de paralysie relative. Les deux jambes sont faibles et les deux pieds se détachent également du sol.

Le 10 décembre. Nous apercevons que la malade traîne le pied droit, l'inclinaison à droite persiste ; il y a eu probablement une attaque apoplectiforme passée inaperçue.

Son état ne présente rien de nouveau jusqu'au 15 mai 1879, époque à laquelle la malade ne peut plus se tenir debout, reste au lit penchant du côté droit, à nos question répond par des mots : « cochon, cochon » et elle dit oui et non hors de propos. Quand elle voit son fils, elle paraît le reconnaître, car son visage prend un air de satisfaction, et quelquefois même prononce son nom « Mémile » (Emile).

Le 28 juin. Nous constatons des vibrations de petites secousses dans les doigts de la main droite, dans le pied droit et aussi dans le pied gauche, mais dans la main gauche elles sont à peine marquées. Les mouvements s'exagèrent dans le pied gauche dès qu'on cherche à étendre la jambe qui est contracturée et fléchie. Au repos absolu les petites secousses cessent.

Le 11 juillet. Contracture plus avancée des jambes, doigts de la main droite fléchis, contracturés ; on ne peut les réduire qu'avec peine. L'extension est douloureuse, le pouce de la main droite vibre sans cesse. La main gauche n'offre que quelques mouvements intermittents.

Elle prononce quelques monosyllabes « oui, oui, non », comprend quelques questions, tend la main, s'imagine voir son fils couché dans un lit voisin.

Le 18 septembre. Même état. Elle dit souvent : « cochon, oui, oui, mon Dieu, mon Dieu ». Le pouls est petit, fréquent, 125 pulsations.

Le 8 octobre. La malade a été un peu excitée pendant la nuit, elle disait « ma, ma, ma ». T. R. 37°,2.

Du 17 au 24, la T, R. oscille entre 37° et 38°. Il y a une légère élévation de température le soir.

Les 3 et 4 novembre. Elle a eu des attaques épileptiformes. Elle avait des secousses dans la main gauche qu'elle portait sur la tête comme dans l'action de se gratter. La T. R. de 38° qu'elle était le soir du 3 novembre est montée à 40° le lendemain jusqu'au 5 novembre pour tomber ensuite à 38°. Pouls, 100.

Température des membres :

Bras gauche, 34°,5.
— droit, 32°,8.
Cuisse gauche, 34°,6.
— droite, 34°.

Le 24 novembre. Etat actuel. La malade est couchée à droite, sa tête est fortement penchée du même côté ; les jambes sont fléchies sur les cuisses et les cuisses sur le bassin, de sorte que la malade est entièrement repliée sur elle-même. Le bras droit est contracturé et fléchi. Les doigts de la main droite sont fléchis et on ne peut les étendre qu'avec beaucoup de peine et le redressement paraît douloureux.

La main droite est prise de petites secousses lorsqu'elle n'est pas appuyée sur les couvertures. La main gauche ne présente rien de particulier, si ce n'est de petits mouvements vibratoires quand la malade veut saisir un objet.

Lorsqu'on veut étendre les jambes, les orteils des deux pieds sont pris de petites secousses pareilles à celles qui se passent dans les doigts de la main.

La sensibilité est complètement abolie, la malade ne

fait aucun signe de douleur quand on la pique avec une épingle ; de même les mouvements réflexes sont abolis, des deux côtés.

L'atrophie musculaire est générale, mais elle prédomine à droite.

Voici les chiffres donnés par la mensuration :

| | | |
|---|---|---|
| Avant-bras droit, partie moyenne | . . . 13 | centimètres. |
| — gauche — | . . . 14 | — |
| Bras droit, tiers supérieur | . . . 17 | — |
| Bras gauche, — | . . . 19 | — |
| Jambe droite, partie moyenne | . . . 19 | — |
| Jambe gauche, — | . . . 20 | — |

La malade a des eschares à la fesse droite et au niveau de la partie moyenne du genou du même côté.

Rien à signaler du côté des organes thoraciques et abdominaux. Elle mange encore assez facilement et suffisamment.

A toutes les questions qu'on lui pose, elle répond toujours par « non, non » qu'elle prononce avec une intonation différente, selon qu'elle est calme ou un peu excitée.

La T. R. se maintient depuis le 3 novembre jusqu'aujourd'hui entre 37° et 38°, un peu plus élevée surtout le soir. Le pouls est fréquent.

Obs. IV (personnelle. — Paralysie générale avec hémiplégie droite et aphasie.

La femme H..., âgée de 36 ans, entre le 29 juillet 1879, à Sainte-Anne, au service du Dr Magnan.

La malade, d'après les renseignements que son mari nous a fournis, souffrait depuis longtemps déjà de douleurs névralgiques de la tête et elle avait au moment de ses règles la migraine, mais le mari n'a pas pu nous préciser de quel côté.

Il y a deux ans les douleurs de tête ont considérablement augmenté et sont devenues tout à fait insupportables; elle les comparaît aux douleurs que l'on éprouve pendant l'opération de l'extraction d'une dent et poussait souvent des cris en disant: « Ma tête, ma tête. » Vers la même époque elle a commencé aussi à se plaindre d'une faiblesse du bras droit ne pouvant pas s'en servir, d'après son dire, aussi bien qu'auparavant.

Son entourage a constaté en même temps un changement dans son caractère.

Elle est devenue irritable, et se mettait en colère sans motifs, ce qui contrastait singulièrement avec sa bonté et son affabilité ordinaire; elle n'appréciait nullement sa situation et avait des idées de satifaction sans raison.

Cet état est resté stationnaire pendant un an et demi, lorsqu'il y a six mois elle a eu pour la première fois une attaque apoplectiforme sans perte de connaissance, après l'attaque elle est restée une heure sans prononcer un mot. On a constaté ensuite que sa parole était embarrassée.

Cet embarras de la parole n'a fait qu'augmenter, mais on comprenait encore ce qu'elle voulait dire.

Un mois avant son entrée à Sainte-Anne, la malade a cessé de parler et ne prononçait plus que quelques monosyllabes en bredouillant: « oui, oui, ma, ma, ma, » cependant son entourage n'avait pas remarqué une nouvelle attaque qui probablement a eu lieu pendant la nuit et a passé inaperçue.

Les renseignements, que nous a donnés son mari sur sa famille, ne nous ont révélé aucune particularité au point de vue héréditaire; néanmoins il n'a pas pu nous dire de quelle maladie son père est mort, sa mère est bien portante et la malade a un petit garçon de 4 ans, jouissant d'une bonne santé.

Le jour de son entrée à Sainte-Anne, elle a l'air hébété et indifférent, son visage est souriant et exprime la satisfaction, tantôt au contraire le mécontentement et la tristesse.

Aux questions que nous lui posons elle nous répond par les mots suivants : « oui, oui, tenez, » en traînant, une fois même prononce « s'il vous plaît. »

La pupille gauche est plus large, la commissure droite de la lèvre légèrement abaissée, faiblesse du même côté, la sensibilité existe partout.

La malade a un certain embonpoint et ne présente pas d'atrophie musculaire.

L'état de cette malade depuis son arrivée jusqu'à ce jour 27 novembre, reste à peu près le même au point de vue des troubles de la motilité, c'est-à-dire elle présente actuellement une faiblesse du membre droit avec abaissement de la commissure des lèvres de même côté, ainsi que le rétrécissement de la pupille droite. Mais son vocabulaire qui se composait de 4 ou 5 mots au commencement de son entrée, a de plus en plus diminué et maintenant elle répond invariablement par « oui, oui, » avec une intonation inégale et si on insiste à lui faire parler, elle prononce quelques syllabes incompréhensibles « ta, ta, ma, ta. » Elle est alternativement triste et souriante, et par moment s'impatiente ne pouvant pas s'expliquer, et se met à pleurer. Nous lui avons dit de nous écrire son nom, mais elle n'a pu faire qu'un griffonnage indéchiffrable. Cependant elle est encore capable de copier à peu près ce qu'on lui soumet et son écriture tremblante présente tout à fait le cachet de l'écriture des paralysés généraux.

Obs. V (communiquée à la Société de biologie le 30 novembre 1872 par le Dr Hanot). — Paralysie générale; attaques à formes hémiplégiques; hémiplégie droite et aphasie; maximum de la lésion de l'encéphalite interstitielle diffuse sur les circonvolutions frontales gauches; sarcome fasciculé de l'utérus; compression des uretères; urémie; abaissement considérable de la température.

La femme M..., âgèe de 41 ans, entre à la Salpêtrière, dans le service du Dr Voisin, le 3 avril 1872.

M. Lasègue a signé à son sujet ce certificat :

« Démence et paralysie, attaque apoplectique, en octobre 1872, avec hémiplégie droite et aphasie passagère, nouveaux accidents cérébraux, il y a deux mois ; vive excitation, parole inintelligible. »

Le mari donne les renseignements suivants :

La mère de la malade est morte en couches ; on n'a pas su de quelle façon le père avait succombé.

Elle a toujours été sobre, sa santé avait toujours été bonne ; pas d'antécédents syphilitiques. Née aux Indes, fille d'un riche planteur finalement ruiné par les prodigalités d'un fils, très instruite, elle avait été mariée à un homme d'une situation très modeste, elle avait accepté patiemment son infortune et avait conservé un caractère égal et facile.

Au mois d'octobre 1870, elle fut obligée d'abandonner son logement d'Arcueil et de venir se réfugier à Paris où son existence fut des plus pénibles.

Elle fut alors frappée de paralysie du côté droit, sans avoir perdu connaissance ; cette paralysie accompagnée d'aphasie disparut bientôt avec le trouble de la parole, mais le caractère de la malade était devenu irritable et violent.

En 1871, elle retourna à Arcueil ; son logement avait été presque complètement pillé. Elle commença à répéter continuellement qu'on la voulait, puis elle passa son temps à aller ça et là sans but, délaissant ses occupations habituelles, faisant des tas de pierres, criant, passant d'instant en instant d'une idée à une autre.

En janvier 1872, elle fut de nouveau frappée d'hémiplegie droite avec aphasie ; cette fois encore, au dire du mari, la paralysie survint sans perte de connaissance, et disparut rapidement. La malade ne trouvait pour ainsi dire plus aucun mot : elle ne disait guère plus que oui et non, elle se laissait aller sans motif à des emportements extrêmes, cassait son ménage : il ne semble pas qu'elle ait eu alors des idées de grandeur ou des hallucinations.

Depuis un an elle n'avait plus d'appétit sexuel.

A son entrée dans le service sa figure est souriante bètement satisfaite. C'est une femme grande, robuste ; les cheveux sont crépus, les traits réguliers, la tête bien faite, les joues injectées.

Ces pupilles sont égales, moyennement contractiles ; l'ouie est normale, le goût émoussé, la langue tirée hors de la bouche tremble ; il y a un léger tremblement des bras et des mains.

La démarche est saccadée, incertaine, rappelant assez la démarche de l'enfant qui s'essaye ; cependant la malade ne fléchit pas quand on s'appuie fortement sur ses épaules.

Sensibilité normale, partant la mémoire est encore assez nette, la malade sait son nom, son âge etc. Pendant qu'on lui pose des questions, elle se met à rire sans raison, puis parfois pleure sans plus de motifs. Bégaiement très prononcé et en plus aphasie très nette.

Elle ne peut trouver les mots de la plupart des objets ; on lui montre une clef, elle balbutie, s'impatiente, rit, pleure tout à coup, enfin de guerre lasse, elle s'approche de la porte et touche du doigt la serrure.

On lui montre un couteau et après beaucoup d'efforts elle dit « mouchoir, » puis elle fait un signe de tête négatif pour marquer qu'elle s'est trompée ; on lui montre un chapeau, elle ne peut trouver le mot, on prononce la première syllabe « cha » et elle dit aussitôt avec la plus grande précipitation « papeau ; » on lui parle du cheval et elle cherche à imiter par des sons gutturaux plus ou moins bien articulés, le hennissement de l'animal. Rien d'anormal au cœur et aux poumons.

La malade a un appétit vorace, elle passe son temps à aider les filles de service dans leur travail.

Quelque temps après son entrée, on s'aperçut qu'elle perdait presque continuellement ; on reconnut au toucher que le col utérin était complètement envahi par une masse fongueuse, friable, saignant facilement au moindre contact.

Cependant les fonctions de nutrition étaient intactes, l'embonpoint encore notable; ce ne fut que vers le milieu d'août que la malade commença à maigrir et à pâlir.

Il s'échappait continuellement du vagin un liquide roussâtre, sanieux et extrêmement fétide.

La malade avait conservé son appétit et continuait à aller et venir toute la journée.

Vers le mois de septembre, on nota un léger œdème des membres inférieurs et des parois thoraciques et abdominales. Il fut alors impossible de se procurer de l'urine pour la soumettre à l'analyse; la tumeur dans son développement progressif, avait probablement intéressé l'urèthre, et l'urine s'écoulait sans cesse dans le vagin où elle se mélangeait au liquide la masse ulcérée. L'appétit commença à disparaître cependant, la malade ne gardait pas le lit.

L'amaigrissement fit encore des progrès, l'œdème des membres inférieurs s'accrut; la face devint bouffie, blafarde. Il y avait un léger mouvement fébrile chaque soir : dans le commencement de novembre, la malade vomit à plusieurs reprises.

Les choses en étaient là, lorsque, le 4 novembre, à la visite du matin, nous trouvâmes la malade encore couchée.

Elle semblait dormir, la position était naturelle, la tête doucement inclinée sur l'oreille, mais sa respiration attira notre attention; elle était profonde, très bruyante, stertoreuse.

Il fut facile de faire sortir la malade de son assoupissement, elle répondit aux questions qu'on lui posait avec le degré de netteté, de compréhension et de locution dont est susceptible une paralytique générale, mais dès qu'on cessa de tenir éveillée son attention, les yeux se refermèrent et la tête s'inclina de nouveau sur elle-même. La langue portait la marque d'une morsure récente. On interrogea la veilleuse qui déclara que, frappée la nuit précédente par le caractère insolite de la respiration de la malade, elle l'avait interrogée et en avait reçu une réponse qui lui avait semblé satisfaisante.

D'ailleurs, il n'y avait aucune paralysie du mouvement ni aux membres ni à la face; nulle trace de contracture.

La sensibilité était légèrement obtuse partout mais le pincement suffisait pour arracher des grimaces à la malade.

80 pulsations régulières, 24 respirations, température rectale 34°,7. Même état dans la journée. On a pu faire prendre un peu de bouillon à la malade. 72 pulsations, 24 température rectale 32°.

14 novembre, rien de nouveau pendant la nuit.

Le matin, la malade est tombée dans nne torpeur plus

profonde que la veille, c'est à peine si on parvient à lui faire ouvrir les yeux qui se referment aussitôt après avoir montré un regard voilé, sans aucune expression.

La face est notablement plus bonffie.

La respiration est plus bruyante encore : 20 respirations.

Râles sous-crépitants généralisés. La malade fume la pipe.

La peau est froide. Température rectale 30°. Le pouls est insensible à gauche; à droite on parvient à compter les pulsations.

Résolution des membres, mais sans paralysie.

Pas de contracture.

Obtusion générale de la sensibilité. Depuis la veille, la malade n'a pas eu de convulsion, même état dans la journée, à six heurs du soir.

Température rectale 28°,8. Pouls insensible. Respiration 20. La malade succombe pendant la nuit sans convulsion.

*Autopsie.* — Os du crâne considérablement épaissis. Dure-mère et arachnoïde saines. Grande quantité de liquide céphalo-rachidien. Sur la pie-mère de l'hémisphère droit, au niveau du lobe frontal, trois plaques opalescntes du diamètre d'une pièce de deux francs : sur ces plaques la pie-mère épaissie adhère à la substance corticale. Sur le reste de cet hémisphère, la membrane est à peu près normale.

Sur l'hémisphère gauche, la pie-mère est beaucoup plus altérée au niveau du lobe frontal; elle y est uniformément épaissie, opalescente, très adhérente au tissu sous-jacent.

Sur les lobes sphénoïdal et occipital gauches, la pie-mère n'est pas sensiblement adhérente. Pas d'arborisations vasculaires développées sur la pie-mère ni sur l'arachnoïde.

En général, la substance grise des circonvolutions est décolorée.

Au microscope on trouve un certain nombre de cellules nerveuses, déformées, remplies de granulations jaunâtres, parfois désagrégées; des vaisseaux gorgés de cellulcs sanguines, à parois épaisses, recouvertes de noyaux, un réticulum plus épais, plus développé.

Mais la lésion de l'encéphalite interstitielle diffuse est à son maximum sur les circonvolutions frontales de l'hémisphère gauche, surtout la deuxième et la troisième. Ces circonvolutions sont enfoncées, comme ratatinées, et offrent, sur la coupe, une notable résistance. On observe bien une certaine atrophie des circonvolutions droites, mais elle est beaucoup moins accusée qne l'atrophie des circonvolutions frontales gauches.

Des coupes sont faites après durcissement de la substance cérébrale par l'acide chromique au 2/1000; on trouve que les circonvolutions frontales gauches, dans toute l'épaisseur de la partie grise et sur 1 centimètre et demi environ de la partie blanche atténante, sont constituées presque uniquement par un tissu fibroïde formé de fibrilles entrecroisées de tissu conjonctif, entremêlé de noyaux.

Ces fibrilles sont beaucoup moins nombreuses, moins développées dans la substance grise et blanche du lobe frontal droit et beaucoup moins encore dans les lobes sphénoïdaux et occipitaux droits et gauches où le réticulum n'est pas très épaissi.

Sur les coupes pratiquées dans les lobes frontaux, même dans les points où le processus est scléreux et en quelque sorte à son minimum d'intensité, un certain nombre de fibres nerveuses ont perdu une plus où moins grande partie de leur leur cylindre de myéline, et sont rédultes à un cylindre axe irrégulièrement entouré de fines granulations très réfringentes.

Aucun foyer d'hémorrhagie ou de ramollissement.

Vaisseaux artériels de l'encéphale non athéromateux.

Poumons congestionnés. Cœur à l'état sain. Foie graisseux. Rate doublée de volume.

Le rein gauche est plus volumineux que le rein droit; il pèse 240 grammes, tandis que le rein droit ne pèse que 140.

Leur membrane fibreuse s'enlève facilement; la substance corticale est décolorée, gris jaunâtre, tandis que dans la substance tubulaire, les pyramides sont d'un rouge vineux accusé; elles sont confondues ensemble.

Le rein gauche contient deux kystes du volume d'une noisette; le rein droit un kyste du même volume; les bassinets sont très développés.

Les uretères ont à peu près doublé de diamètre et leurs parois sont épaisses. Les coupes sont faites après durcissement par l'acide chronique déliée au 2/1000 et coloration par la teinture ammoniacale de carmin.

Dans la substance tubulaire, les tubulis apparaisent gorgés de cellules épithéliales plus ou moins déformées, remplies quelques-unes de granulations protéiques, le plus grand nombre de granulations graisseuses. Le tissu conjonctif interposé aux tubuli est sensiblement plus épais qu'à l'ordinaire; on y voit un grand nombre de noyaux embryonnaires. Les vaisseaux sont dilatés, remplis de globules sanguins; leur paroi est recouverte de noyaux de nouvelle formation; des altérations analogues se rencontrent à la substance corticale, mais la dégénérescence graisseuse de l'épithélium y est plus accentuée.

Le col utérin a complètement disparu; la nouvelle formation, reconnue pour être un sarcome fasciculé, s'est propagée sur les parties latérales de l'utérus et le bas-fond de la vessie perforé en un point où se remarquent des végétations grisâtres, des sortes de petits choux-fleurs.

La terminaison des uretères est comprise dans la masse sarcomateuse, c'est à peine si on peut faire passer un stylet de l'urelère dans le réservoir urinaire.

Le bord postérieur de l'utérus contient un myome interstitiel du volume d'un marron. L'urine contenue dans la vessie a donné avec l'acide nitrique un précipité floconneux, blanchâtre, très abondant,

### Observation VI.

Cette observation a été communiquée en 1877 par le Dr Billod à la Société médico-psychologique dans un mémoire sur l'aphasie. Mais en lisant avec attention cette observation, on y cherche vainement les caractères propres de l'aphasie. Le paralytique du Dr Billod a eu une très grande difficulté de la parole, un moment même il pouvait à peine articuler quelques mots, mais c'est plutôt de la glossoplégie que de l'aphasie proprement dite. Il est vrai, toutefois, qu'à l'autopsie il a trouvé des lésions très accusées dans les circonvolutions frontales droites et gauches. Or, on sait que les lésions au pourtour de la scissure sylvienne s'accusent habituellement par une

(1) Billod. Contribution à l'étude de l'aphasie, 1876. (Ann. médico-physiol., 5e série, t. XVII, mai 1877.)

gêne très grande de la parole, et les expériences de la physiologie sont venues apporter un appui à cette opinion.

Le nommé B..., ouvrier en bronze, âgé de 48 ans, célibataire, entré à l'asile le 3 septembre 1869 ; tempérament lymphatico-sanguin, forte constitution.

Dans un certificat délivré le 1er septembre de la même année, c'est-à-dire deux jours avant l'entrée du malade, le Dr Bouchereau portait le diagnostic qui suit : Est atteint de P. G., affaiblissement des facultés intellectuelles et de la mémoire ; idées incohérentes de satisfaction ; indifférence sur sa situation ; tremblement de la langue, des mains ; pupille gauche plus large ; hésitation de la parole : conscience incomplète de ses actes, ne jouit pas de la plénitude de sa liberté morale. »

Je portai moi-même dans mon certificat immédiat le diagnostic ci-après. « Est dans un état mental caractérisé par un affaiblissement des facultés intellectuelles, avec expression de contentement en opposition avec la conscience que le malade a de son état et symptômes physiques très accusés de la P. G. »

Parmi ces symptômes physiques, celui qui nous frappa le plus, ce fut l'embarras de la parole. Cet embarras, toutefois, n'allait pas jusqu'à l'aphasie ; car, interrogé par moi pour répondre à une demande de renseignement qui m'avait été adressée par la préfecture de police, le malade me fournit des indications assez précises sur ses nom et prénoms, sur le lieu et la date de sa naissance, sur les nom et prénoms de ses père et mère, sur son état civil, sur sa profession.

Pendant près de quatre ans, l'état resta à peu près stationnaire et le malade put même, pendant tout ce temps, être employé à quelques travaux de terrassement.

Mais à l'expiration de cette période, l'embarras de la parole s'accentua de plus en plus et fut porté jusqu'à l'aphasie la plus complète, sans que cette modification coïncidât avec des attaques ou poussées congestives appréciables à telles enseignes que le malade put pendant assez longtemps travailler. Ce n'est qu'à partir du commencement de 1876 que la faiblesse musculaire commença à se produire, et elle était, dans les mois qui ont précédé la mort, devenue telle, que le malade dut cesser de travailler. Cette faiblesse coïncidait avec un défaut de coordination dans les mouvements, mais elle n'empêcha pas un seul jour le malade de se lever, de se tenir debout, de marcher, même en vacillant un peu toutefois. Il n'y a donc jamais eu chez lui ni d'hémiplégie, ni de paralysie, c'est-à-dire de la paralysie dans le sens de celle qui est consécutive à l'apoplexie. La physionomie conserva jusqu'à la fin la même expression de contentement et diverses manifestations donnaient lieu de penser que l'intelligence n'était pas absolument atteinte. Les principales de ces manifestations avaient pour objet l'affirmation mimée de sa force musculaire; il aimait à montrer ses bras, et sa physionomie exprimait alors un redoublement de satisfaction.

L'état général est resté matériellement bon et les fonctions s'accomplirent toutes avec régularité jusqu'à la fin de sa vie. Tel était l'état du malade lorsque, le 19 janvier dernier, il tomba comme atteint de congestion cérébrale, mais cet accident fut si momentané que B... parvint presque aussitôt à se relever lui-même. Le 28, l'ictus hémorrhagique le frappa soudain sans prodromes connus, et deux heures après le malade mourait sans avoir repris un seul instant connaissance.

L'autopsie pratiquée par M. Rocher, interne du service, le 29 janvier, a donné les résultats suivants : à l'ouverture du crâne un coup de scie, donné par mégarde, incise les méninges et on voit aussitôt s'écouler une sérosité sanguinolente, dont on peut évaluer la quantité à 150 ou 200 grammes. La calotte crânienne enlevée semble notablement épaissie, surtout dans la partie frontale. La masse encéphalique apparaît alors, ayant les lobes frontaux comme affaissés ; la dure-mère est, en effet, extrêmement ridée à ce niveau, et nous croyons déjà à une certaine diminution de volume.

*Dure-mère.* Cette membrane est sillonnée de nombreux vaisseaux gorgés de sang, est couverte d'arborisations du plus bel aspect. Elle est manifestement hyperémiée.

Dès qu'on commence à la détacher on constate en outre un épaississement, surtout en arrière de la suture frontale.

Elle est adhérente en certains points, tels que vers les lobes occipitaux.

*Arachnoïde.* Le feuillet viscéral de l'arachnoïde présente une opacité très visible sur les lobes pariétaux.

Principalement à gauche nous remarquons à la convexité encéphalique, un èpaississement de ce feuillet séreux, occasionné par des exsudats pseudo-membraneux, infiltrés dans son tissu.

*Pie-mère.* L'état congestionnaire de la pie-mére est surtout appréciable. Tous les vaisseaux qui vont de cette méninge dans les infractuosités des circonvolutions, ou pénètrent directement dans la substance grise, sont distendus et font un relief très accusé. Si on la détache on la trouve épaissie et offrant une coloration rouge qui, par le grattage, ne peut s'effacer.

Avant d'enlever complètement cette méninge, signalons deux caillots situés sur le réseau veineux dont les sépare encore la pie-mère, à peu près à un point correspondant à la suture coronale.

Ils partent de la grande scissure interhémisphérique pour descendre sur les côtés de l'hémisphère droit, et s'écartent à angle aigu, larges tous les deux d'un centimètre environ ; l'antérieur à une longeur de 8 à 9 centimètres ; le postérieur de 4 à 5 seulement.

Ils se détachent d'ailleurs fort aisément. Nous n'attachons aucune importance au lieu d'élection de ces caillots; ils tirent leurs origine d'une hémorrhagie sous-arachnoïdienne dont nous parlerons tout à l'heure et nous savons déjà que ces hémorrhagies ont une facile diffusion et s'étalent souvent à la surface du cerveau.

*Hémorrhagie sous-arachnoïdienne.* Nous enlevons le cerveau et nous trouvons accumulé, principalement à l'étage moyen du crâne, en raison même de la déclivité, du sang mélangé au liquide céphalo-rachidien, dont nous évaluons la quantité à une centaine de grammes ; une grande partie s'était écoulée, comme on se le rappelle, à l'ouverture du crâne.

Nous examinons les lobes frontaux : le lobe gauche à sa partie la plus antérieure, dans une étendue de 2 centimêtres, présente une petite quantité de sang infiltré au milieu des mailles de la pie-mère.

Ils ne nous paraissent pas assymétriques ; pourtant il faut noter leur aplatissement latéral peu marqué, et une diminution de volume assez appréciable et portant sur la totalité. Contrairement à ce qui arrive d'ordinaire à la suite de la P. G., la pie-mère se détache sans grande difficulté.

*Poids.* Nous pesons le cerveau ; selon nos prévisions,

il n'atteint pas le poids moyen normal; il ne pèse que 1070 grammes.

Pesant ensuite séparément chaque hémisphère après avoir eu soin de les diviser par une section exactement médiane, et d'expulser les liquides ventriculaires, nous constatons que l'hémisphère gauche pèse 530 grammes et l'hémisphère droit 540 grammes, il y a donc en faveur de ce dernier une différence de 10 grammes.

3e *circonvolution frontale.* Passant à l'examen des circonvolutions frontales nous trouvons, à la partie postérieurs et inférieure de la 3e circonvolution gauche, une dépression de la couche corticale ayant une coloration gris foncé. Elle dénote l'existence d'un foyer paraissant de date ancienne, et nous lui trouvons à peu près les dimensions d'une noisette. A ce niveau, la pulpe cérébrale des parois du foyer et des parties voisines est très maniféstement ramollie, et le dos du scalpel l'enlève avec la plus légère pression.

Ce foyer intéresse surtout la couche corticale et ne dépasse guère l'épaisseur de la substance grise que de deux millimètres au plus.

A la partie tout à fait antéro-inférieure de la même circonvolution, nous remarquons un autre petit foyer de la grosseur d'un petit pois.

Dans ce petit foyer, qui n'existe pas à droite, nous trouvons non sans quelque surprise, sur la troisième circonvolution frontale droite, la même lésion qu'à gauche et d'ailleurs parfaitement symétrique.

Nous avons fait des coupes des autres circonvolutions, nous avons examiné attentivement l'insula de Reil, nous avons rien trouvé d'anormal. Ces régions, comme d'ailleurs la substance blanche des autres régions, présentaient seulement les traces d'une congestion encéphalique (état criblé de Durand-Fardel).

Si, comme le fait justement observer M. Rocher, l'hypothèse de la suppléance cérébrale trouve plus tard sa confirmation, on ne pourra s'étonner que, dans le cas d'aphasie qui nous occupe, la suppléance n'ait pu s'établir pour le langage, les deux circonvolutions étant symétriquement lésées.

## CONCLUSIONS

1° La paralysie générale peut quelquefois s'accompagner d'aphasie.

2° Ce syndrome se développe tantôt brusquement à la suite d'une attaque apoplectiforme ou épileptiforme, d'autres fois au contraire lentement ou progressivement comme les autres symptômes de la maladie.

3° L'aphasie n'est qu'un phénomène accessoire de la paralysie générale et elle peut dépendre soit d'une lésion accessoire, ramollissement ou hémorrhagie (jusqu'ici pas d'observation de ce genre), soit du développement plus accusé de la lésion habituelle de la paralysie générale au niveau de l'insula et surtout de la troisième circonvolution frontale gauche.

4° L'embarras de la parole quelque intense qu'il soit est toujours un phénomène différent de l'aphasie.

---

# INDEX BIBLIOGRAPHIQUE.

BAILLARGER. — Les symptômes de la paralysie générale, appendice au traité des maladies mentales de Griecinger (Paris, 1869).

BILLOD. — Contribution à l'étude de l'aphasie. (Ann. médico-psych., 1877.)

LASÈGUE. — De la paralysie générale progressive. Thèse d'agrégation. Paris, 1853.

JACCOUD. — De l'encéphalite interstitielle diffuse (Traité de pathologie interne). Paris, 1877.

JACCOUD. — De l'aphasie. (Leçons de clinique médicale faites à l'hôpital Lariboisière, 1873.)

MAGNAN. — De la lésion anatomique de la paralysie générale thèse de Paris, 1866. De l'étude anatomo-pathologique de la paralysie générale (Archives de psychologie, 1868). Conférences cliniques sur les maladies mentales (Gazette des hôpitaux, 1868). Dégénérescence colloïde du cerveau dans la paralysie générale (Archives de physiol., 1869). Des localisations cérébrales dans la paralysie générale (société de biologie, 1877).

WESTPHAL. — Des accidents épileptiformes et apoplectiformes dans la paralysie générale (Archiv. für Psych., 1869, analysé dans Ann. médico-psychol., 1870).

TIGGES. — Unterchungen zur Dementia paral progress (alleg. Zeitsch. f. psych., 1863).

LUBIMOFF. — Beiträge zur pathologischen anatomie des Allgemeinen Paralyse (Arch für Psych., 1874). Des vaisseaux de nouvelle formation dans la paralysie générale (Arch. de physiol., 1874).

MIERSEJEWSKI. — Etudes sur les lésions cérébrales dans la paralysie générale. (Arch. de phys., 1875.)

MAGNAN et MIERSEJEWSKI. — Lésions des parois ventriculaires dans la paralysie générale. (Arch. de physiologie, 1873.)

FOVILLE fils. — Paralysie générale. (Jaccoud, Dict. de méd. et de chir., t XVI, 1878.)

PETER (Michel). — De l'aphasie d'après les leçons de M. le profes seur Trousseau. (In Gazet. hebdom., mai et juin 1864.)

TROUSSEAU. — De l'aphasie. (In clinique médicale de l'Hôtel-Dieu t. II, p. 571.

FALRET (J.). Aphasie. (Déchambre, dict. encyclop. des sciences médicales.)

LEGROUX. — De l'aphasie, thèse d'agrégation, 1875.

A. PARENT, imprimeur de la Faculté de Médecine, rue M.-le-Prince, 31.

www.ingramcontent.com/pod-product-compliance
Ingram Content Group UK Ltd.
Pitfield, Milton Keynes, MK11 3LW, UK
UKHW020348250726
13967UKWH00005B/2170